健康・化学まめ知識シリーズ 4

脳機能改善のための栄養素について

著者　寺尾啓二

目次

第 1 章　総論から n3 多価不飽和脂肪酸の有効性序論……3

第 2 章　n3 多価不飽和脂肪酸の有効性……9

第 3 章　クリルオイルの有効性……15

第 4 章　アルツハイマー型認知症予防とその栄養素……22

第 5 章　脳血管性認知症予防とその栄養素……26

第 6 章　R-αリポ酸……31

第 7 章　L-カルニチン……37

第 8 章　CoQ10……42

第1章
総論からn3多価不飽和脂肪酸の有効性序論

　栄養素による脳機能の改善、といえば、高齢者の老人性認知症の予防や改善が浮かぶと思いますが、高齢者だけではなく、子供や成人、中高年にも共通しています。つまり、脳機能に有効な栄養素を摂取することで脳は確実に活性化し、子供の場合は学習能力が向上し、大人の場合は物忘れ防止や自律神経の正常化によるメンタルの向上にも繋がり、精神状態を安定化させ、俗にいう「キレる」状態を防いでくれるのです。

　まずは、老人性認知症を理解するために脳・神経機能に関するさまざまな"まめ知識"を増やしておきましょう。

　認知症を患う老人は、65歳以上で4～5%、80歳以上では10～20%に増加します。この認知症にはアルツハイマー型認知症と脳血管性認知症の2つのタイプがあります。日本ではアルツハイマー型が30%で、脳血管性が60%と言われています。

● アルツハイマー型認知症……『脳の病』
● 脳血管性認知症……『血管の病』

　アルツハイマー型は、原因不明の進行性の疾患で、脳細胞が全般的に萎縮し、障害は、1日1日と進行する『脳の病』です。残念ながら、詳しいメカニズムはいまだ分かっておらず、症状

を遅延する方法しかありません。その点では、幾つかの抗酸化物質、野菜や果物を多く摂るのが有効であることが、欧米の疫学研究者グループによって報告されています。ただ、アルツハイマー型認知症の発症メカニズムがハッキリしないものの、アミロイドβタンパク（Aβ）の脳内沈着はその因子の一つと考えられています。（図1-1）

　そこで、Aβを脳内に沈着させて空間認知機能を誘発させたラットを用いて、n3多価不飽和脂肪酸であるドコサヘキサエン酸（DHA）によるアルツハイマー型認知症の予防効果が島根大のグループによって報告されました。その機構としてDHAによる脳内抗酸化増強作用、Aβの脳内沈着抑制・消失作用、そして、神経再生促進作用が明らかとなっています。

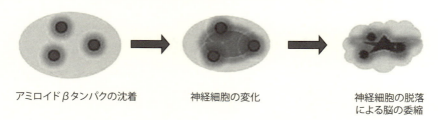

アミロイドβタンパクの沈着　　　神経細胞の変化　　　神経細胞の脱落による脳の委縮

図1-1　アミロイドβタンパク（Aβ）の脳内沈着からの脳萎縮

　尚、パーキンソン病も『脳の病』ですが、こちらは運動の指令を中継する脳の一部（中脳にある黒質や大脳基底核）に問題があり、スムーズな運動や姿勢が保てなくなる病気です。神経細胞間の化学伝達物質（コラム1-1参照）ドーパミンの減少によるものです。

　一方、脳血管性は、その名称の通りで、老化による動脈硬化などで脳の血管が詰まったり狭くなったりして、血液、酸素、

エネルギー源の供給が十分でなく、部分的に神経細胞が死滅したり、活動が妨げられた結果に起こる『血管の病』です。よって、脳血管性認知症は栄養素の補給によって、脳機能の改善が期待できます。また、神経細胞は死滅しても、学習努力でシナプス（コラム参照）は新生しますので、たとえ、80歳を越えても、原理的には、知識、判断力ともに若者をしのぐ能力をよみがえらせることが可能です。

　この『血管の病』に有効な栄養素には、抗酸化物質、n3系脂肪酸類、そして、微量金属類（亜鉛、鉄、セレンなど）があります。特に、魚油の主成分のn3多価不飽和脂肪酸であるドコサヘキサエン酸（DHA）やエイコサペンタエン酸（EPA）の摂取は心血管系疾患のリスク軽減が知られており、魚油摂取による致死性心筋梗塞への予防効果が米国心臓病学会やヨーロッパ心臓学会から相次いで発表されているように、この循環器疾患への魚油の効果を考慮しても、脳血管性認知症への予防効果があることは明白です。

　このように、n3多価不飽和脂肪酸がアルツハイマー型と脳血管性の双方の認知症の予防・改善に有効であることが示されておりますので、次に、n3多価不飽和脂肪酸の有用性について紹介します。

【コラム1-1】
脳とカラダと神経の関係の超簡単な総まとめ

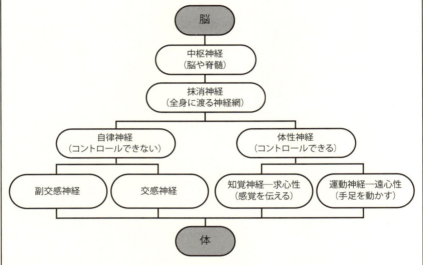

図1-2　脳と体を結ぶ神経とは

　神経とは脳と体をつなぐ情報の道です。
　神経は、場所的に中枢神経（脳と脊髄）と末梢神経（全身に渡る神経網）に分けられ、さらに、機能的には体性神経と自律神経に分けられます。体性神経は自分の意志でコントロールできる神経であり、求心性の感覚を脳に伝える知覚神経と遠心性の手足を動かすことのできる運動神経があります。一方、自律神経は自分の意志でコントロールできない神経で、交感神経と副交感神経があり、双方が±の関係を保ち（拮抗作用と言う）、各種臓器の消化、吸収、循環、代謝など無意識的・自動的な機能を営んでいます。

交感神経ではカテコールアミン（ノルアドレナリンとアドレナリン）、副交感神経ではアセチルコリンが化学伝達物質として分泌されています。

　神経伝達はこのような化学伝達物質によって行われますが、その重要な役割を果たすのがニューロンです。ニューロンは、神経細胞とそこから出る一本の長い軸索と樹状突起からなりたっていて、樹状突起から神経細胞に向う（求心性、脳に感覚を伝える）伝達と軸索から神経細胞に向う（遠心性、手足を動かす）伝達が行われています。

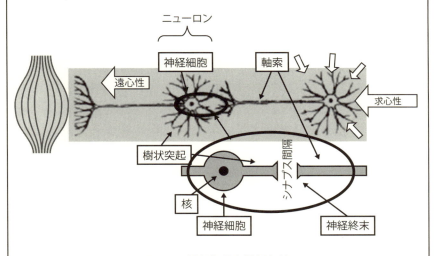

図1-3　神経細胞と神経伝達

　神経の興奮（信号）の伝達は、電気的、化学的に行われています。その内の電気的伝導とは、細胞（膜）の内側（－）

と外側（＋）の電位差（膜電位）に対し、＋イオンの膜通過による膜電位の変化（逆転）を利用しています。次に、電気伝導によって興奮（信号）が神経線維の末端まで伝わると、次のニューロンとの間のすき間（20 ～ 30nm）のため、電気信号は伝わりません。この継ぎ目をシナプスといいます。このシナプスからアセチルコリンなどの化学伝達物質が放出され、その物質は次の細胞膜上の受容体と結合するという、化学的なニューロン間の情報伝達が行われているのです。

　尚、シナプスから放出されている化学伝達物質には、アセチルコリンやノルアドレナリンの他に、ドーパミン、セロトニン、アミノ酸のGABAやグルタミン酸、ペプチド類のエンケファリンやオキシトシンなどが知られています。

第2章
n3多価不飽和脂肪酸の有効性

　前章では認知症にはアルツハイマー型認知症と脳血管性認知症の2つのタイプがあること、そして、双方のタイプの認知症の予防・改善のために、n3多価不飽和脂肪酸（n3 Poly Unsaturated Fatty Acid, 以下、n3-PUFA）の摂取が有効であることについて説明しました。ここでは、n3-PUFAの更なる有用性について、幾つかの学術論文を、より判りやすく、噛み砕いて紹介していきます。

　n3-PUFAは、海洋プランクトンによって生産される物質ですので、海で獲れる魚介類が最も重要な供給源となっています。このn3-PUFA摂取による血漿トリグリセリド値の低下や心臓リズムの安定化など循環器系疾患に対する予防・治癒効果は既によく知られているにもかかわらず、残念ながら、日常の食事では、n6-PUFAを過剰摂取しているものの、n3-PUFAは不足しがちなようです。

　そこで、n3-PUFAの効能について語る前に、少し、リノール酸やアラキドン酸などのn6-PUFAについて、その摂取による影響を説明しておきます。
　古代では、n6-PUFAは、①餓死に備えて脂下に貯えることができる、②止血に関するホルモンの原料となる、③急激な炎症を起こして寄生虫が重要臓器に入り込まないようにする、④ホ

9

ルモンの原料となる、といった理由で有用とされていました。

　しかし、現代の生活様式においては、次の三点が、問題視されています。その三点とは、①肥満を招く、②血栓や動脈硬化の原因となる、③家ダニや花粉を寄生虫と間違えて炎症を起こすことからアレルギーやアトピーの原因となっている、ということです。

　よって、「第6次改定日本人の栄養所要量」において、PUFAはn6系：n3系＝4：1とされているものの、最近はn3-PUFAの有用性が示されている為、2：1が推奨されています。

　次に、n3-PUFAの有用性について、実は高齢者の認知症予防や治癒効果だけではなかったことを示す注目すべき臨床報告例を紹介します。

①アトピー性皮膚炎の改善：渡辺俊之・香川県立小児科部長は、アトピー性皮膚炎の難治例に対して、DHA、EPAを含有した軟膏を使用し、顕著な改善を報告した。

②神経疾患への効果・抗ストレス作用：富山医科薬科大学、浜崎教授は、「DHAで学級崩壊やキレの問題に迫れるか?……十代の若者と食事」と題した興味深い研究報告を行なっている。以下は、その報告の概要。

　小学生や中学生が突然キレて、暴力事件を起こすことがたびたび報道されているが、キレの主な要因として日常摂取する油の質的、量的な変化がある。リノール酸の過剰摂取は

体内でDHAの利用を妨げ、動物やヒトの行動に影響を及ぼす。6〜12歳の子供で、かんしゃく持ちや睡眠障害など問題がある場合、血中のDHAおよびその関連脂肪酸（n3-PUFA）が健児に比べ低下しているとの海外の報告がある。浜崎氏は大学生41人に3ヶ月間、DHAか植物油のカプセルを摂取し、その服用期間の前後でPFスタディをして、攻撃性、敵意性の変化をみている。結果明らかなDHAによる抗ストレス作用が確認された。

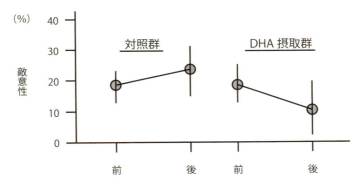

図2-1　DHA摂取による敵意性の変化

③高齢者の視力改善：農水省食品総合研究所は被験者15人にDHAを540mg含有するカプセルを1日に6粒3ヶ月投与した結果、11人に0.2以上の改善が認められたと報告をしている。

④妊娠・授乳期の女性へのn3-PUFA摂取の必要性：授乳期のヒトの母乳に含まれる成分を調べたところ、アラキドン酸は時間が経ってもあまり量的に変化しないのに対し、DHAの量は8週、16週と日が経つにつれ徐々に減少していった。DHAとアラキドン酸はともに人間に重要な物質であることは知ら

れており、授乳期の母親が魚食を心がけ、乳児用粉ミルクに配合することは有効であるとの報告がある。また、米国の研究グループはDHA高含有卵の研究結果を報告では、妊娠中の女性を①一個当り135mgのDHAを含有する「DHA高含有卵」を1週間に10個前後食べるグループ、②普通の卵を食べるグループ、③卵を食べないグループの3グループに分け、3ヶ月後の様子をみたところ、グループ①は、血中のDHA量が高まっていたほか出産後の胎盤が大きく、さらに妊娠中に起こる糖尿病に似た血糖値の上昇の発生率も明らかに少なく、自然分娩も多かった、と報告している。

⑤DHA不足によるアルツハイマー型認知症の危険性：（米国人研究者、カイル博士らの研究グループの報告）アルツハイマー型認知症患者を含む高齢者1200人（平均75歳）の血中DHA量の測定結果から、血中の低DHAレベルはアルツハイマー型認知症の危険因子であるとの結果が出た。（米国研究者、コナー博士らの研究グループの報告、高齢者85人について研究。6年後、28人が認知症になり死亡。これら28人の血液検査結果から認知症と死亡は血漿中のn6-PUFAレベルがn3-PUFAレベルよりも高い場合に多かったと報告している。）

　以上のように、n3-PUFA摂取の有用性は、高齢者に限ったものではなく、日常摂取する脂肪酸の質的、量的に問題のある子供、妊婦、中高年に至るまで示されています。QOLの向上のためにもn3-PUFAの積極的な摂取に努める必要があります。

【コラム2-1】
n3-PUFAのトリグリセリドのγオリゴ糖による安定化

　n3-PUFAは、空気中の酸素で酸化を受けやすい物質で、酸化を受けると品質劣化に伴い、毒性の強いハイドロフォルバイトという物質が発生することが知られています。そのような理由から株式会社シクロケムでは、γオリゴ糖によるn3-PUFAの安定化に成功しています。**図2-2**に示すように2分子のγオリゴ糖でn3-PUFAのトリグリセリドは完全に包まれ、空気中の酸素から守られることが分かっています。

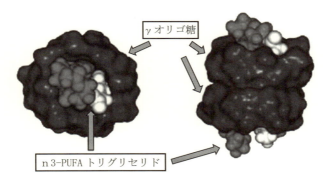

　　　上から見た包接体　　　　　　横から見た包接体
図2-2　n3-PUFAトリグリセリドのγオリゴ糖2分子包接による空気酸化に対する安定化

　さらに、最近ではn3-PUFAと抗酸化物質の双方をγオリゴ糖で包接するとさらに空気酸化に対する安定性が高まることも確認されています。

http://www.cyclochem.com/cyclochembio/research/051.html

【コラム2-2】
アトピー性皮膚炎の改善作用のある機能性物質

　アトピー性皮膚炎に対する治癒そして予防効果はn3-PUFAに限らず、δトコトリエノールやαオリゴ糖にもあることが知られています。これらの成分をn3-PUFAとともに摂取すると作用機序が異なるため、相乗的な効果の向上が期待できます。

　尚、δトコトリエノールの効能に関しては、以下のURLを、ご参照ください。

http://blog.livedoor.jp/cyclochem02/archives/34756252.html

　そして、αオリゴ糖に関しては、以下のURLを、ご参照ください。

http://www.cyclochem.com/cyclochembio/research/050.html

　尚、αオリゴ糖は、食事中の過剰な脂肪酸を排泄する作用がありますが、体にとって摂取すべきでない飽和脂肪酸を排泄するだけで、n3-PUFAの体内吸収に影響を与えないことが分かっています。以下のURLをご参照ください。

http://www.cyclochem.com/cyclochembio/research/005.html

第3章
クリルオイルの有効性

　前章まででn3-PUFAの脳機能改善のための有用性について説明してきました。ここでは、n3-PUFA含有油の溶解度や吸収性、ならびに、それらの機能性の違いについて説明します。n3-PUFA含有油には、**図3-1**に示すように、魚油、たとえば、イワシオイルに代表されるようなグリセリンに結合したトリグリセリドのタイプとクリルオイルに代表されるようなグリセリンやスフィンゴシンにリン酸とともに結合したリン脂質のタイプがあり、それぞれの構造上の違いから小腸内で酵素分解した後の物質の溶解度や吸収性にも違いがあります。

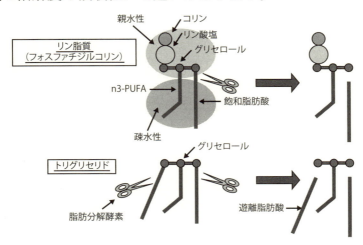

図 3-1　リン脂質とトリグリセリドの構造と小腸内での酵素分解

　リン脂質に結合しているリン酸は親水性であり、疎水性の脂肪酸部位と共存しているため、リン脂質は界面活性剤のような

両親媒性を示します。よって、生体内においてリン脂質はトリグリセリドに比べて細胞間、細胞膜内外での物質移動がスムーズであり、n3-PUFAはリン脂質の形態で血液脳関門を通過することが知られています。

『n3-PUFA高含有のリン脂質（ホスファチジルコリン）であるクリルオイルとn3-PUFA高含有のトリグリセリドであるイワシオイルを摂取した際に、どちらがヒトの脳機能の改善に有効か？』について、日本女子大グループの興味深い報告結果があります。難解な用語も出てきますのでそれらの用語をコラムで解説しながら、簡潔に紹介しておきます。

この検討は60歳代と70歳代の健康な45名の男女被験者を15名ずつ3グループに分け、それぞれクリルオイル含有サプリメント、イワシオイル含有サプリメント、そしてプラセボとして中鎖脂肪酸トリグリセリド含有サプリメントを12週間摂取してもらっています。

そして、被験者には、サプリメントを摂取する前、6週間後、12週間後に作業記憶課題と計算課題を遂行してもらい、その際の被験者の左右対称の前頭前野外側部中の酸化ヘモグロビン濃度（コラム3-1を参照）と事象関連電位（コラム3-2を参照）を測定しています。尚、ここでは遂行した課題の詳細は省略します。また、被験者への各サプリメントの摂取量は表3-1をご参照ください。イワシオイルにはリン脂質が含まれないこと、しかし、イワシオイル中のEPAとDHAの含有量はクリルオイルよりもはるかに多いことが分かります。

表3-1　各サプリメントのDHAとEPAの組成（1日投与量当たり）

栄養素	中性脂肪酸IG	クリルオイル	イワシオイル
全脂質（g）	1.98	1.98	1.98
トコフェロール（mg）	0	14	20
全脂質中のリン脂質（g）	0	0.90	0
EPA（mg）	0	193	491
DHA（mg）	0	92	251

注）被験者は朝食と夕食後の2度、1回に4カプセルを摂取（全脂質0.25g／カプセル）

作業記憶課題の遂行に反応した酸化ヘモグロビンの変化を近赤外分光法で測定しています。

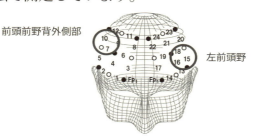

酸化ヘモグロビン濃度変化を脳の左右対称の前面24カ所で測定。
測定した「チャンネル位置を数字で示している。

図 3-2　近赤外分光法による酸化ヘモグロビン測定のためのチャンネル位置

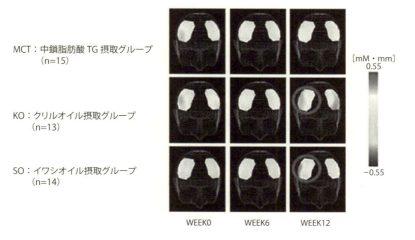

図 3-3　作業記憶課題遂行中の酸化ヘモグロビン濃度変化

17

その結果、前頭葉前部のチャンネル10で酸化ヘモグロビン濃度に変化がみられました。クリルオイルとイワシオイルを12週間摂取したグループは中鎖脂肪酸トリグリセリド摂取グループより酸化ヘモグロビン濃度に大きな変化がみられており、特にその変化はクリルオイルにおいて顕著でした。

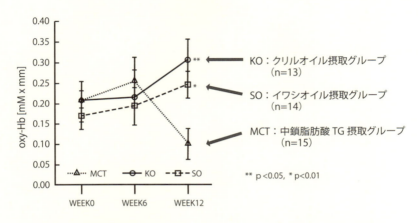

図3-4　作業記憶課題遂行中のチャンネル10における酸化ヘモグロビン濃度変化

　加齢は、局部的な脳の血流を減少させ、脳機能の低下を引き起こします。加齢やこの作業記憶課題の遂行は、チャンネル10に代表される前頭前野背外側部の活性が低下（脳機能が低下）しますが、この研究結果によって、クリルオイルやイワシオイルの長期摂取は、高齢者の前頭前野背外側部を活性化させ、作業記憶機能を向上させることが判りました。

　次に、計算課題の遂行に反応する酸化ヘモグロビン濃度の変化をみています。

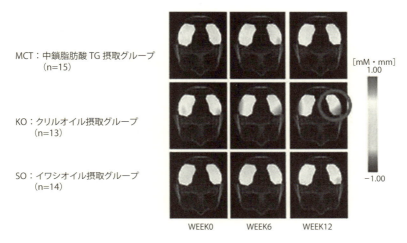

図 3-5　計算課題遂行中の酸化ヘモグロビン濃度変化

その分析結果、チャンネル15においてクリルオイル摂取グループは、12週目に中鎖トリグリセリドグループと比較して、酸化ヘモグロビン濃度がより大きな有意な変化を示しています。

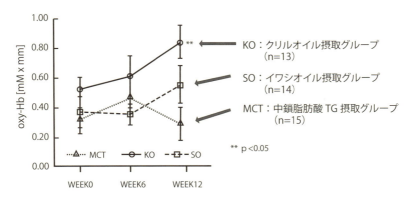

図 3-6　計算課題遂行中のチャンネル 15 における酸化ヘモグロビン濃度変化

19

計算課題の遂行中に、クリルオイル摂取グループは、中鎖脂肪酸トリグリセリド摂取グループで見られる変化と比較して、左前頭野（チャンネル15）中の酸化ヘモグロビン濃度がより大きな有意な変化を示しています。脳の左側は、一般に計算を遂行する事を支配していると考えられていますので、この検討結果によって、クリルオイルの摂取が計算能力の機能を高めることが判りました。

　事象関連電位（コラム3-2参照）のP300成分を調べたところ、グループ間での振幅には差がなかったものの、クリルオイル摂取グループは中鎖脂肪酸TG摂取グループと比較してP300の待ち時間では有意な減少を示しています。P300の待ち時間は、情報処理速度を反映していて、加齢とともに長くなることが知られています。ところが、クリルオイルを12週間摂取することで情報を処理する速度を高めたことになります。つまり、クリルオイル摂取は加齢による脳機能低下を改善する効果を持っているようです。

　EPAとDHAの含有量は、クリルオイルよりもイワシオイルの方がはるかに高いにもかかわらず、脳機能改善効果についてはクリルオイルの方が明らかに高いことが判明しました。この結果は、リン脂質結合型n3-PUFAの方がトリグリセリド結合型n3-PUFAよりも有益な効果をもたらすことを示しています。

【コラム3-1】
近赤外分光法による酸化ヘモグロビンの測定について

　脳が局部的に活性化される際には、その局部に酸素が供給され酸素濃度が高まります。酸素はヘモグロビンと結合し、酸化ヘモグロビンとして血液中で輸送されています。そこで、近赤外分光法を用いて血液中の酸化ヘモグロビン濃度を測定することで、課題遂行から生ずる局所的な脳の活性化の程度を確認できます。

【コラム3-2】
事象関連電位（event-related potential、以下ERP）について

　ERPは、思考や認知の課題を遂行した際の結果として計測される電気生理学的な脳の反応を示しています。ERPは脳波によって計測されています。ERP成分の中で、P300の反応は視覚、触覚、聴覚、嗅覚、味覚などの刺激の種類に係わらず300ミリ秒付近で発生する陽性（Positive）の電圧変位を表しています。（ちなみにN400成分は陰性（Negative）の400ミリ秒付近の電圧変位ということになります。）P300成分は刺激の種類を問わないので、予期しない刺激や認知的に重要な刺激に対する高次の認知反応を反映していると考えられています。

　近赤外分光法は比較的高い空間分解能を有しているので、それは活性域を突き止めるのに有用です。一方、事象関連電位は高い時間分解能の利点を持っています。

第4章
アルツハイマー型認知症予防とその栄養素

　第1章でも認知症とその予防にn3多価不飽和脂肪酸が有効であることについては述べていますが、ここでは、その中でもアルツハイマー型認知症に焦点をあて、最近見出された知見をもう少し詳しくみていきましょう。

　世界の認知症患者は、約4,000万人でその約半数がアルツハイマー型認知症と推定されています。このアルツハイマー型認知症は脳の広い範囲で神経細胞が死滅し、その結果、脳が委縮して記憶障害や認知障害が徐々に進行し、寝たきりとなって、やがて死亡していくという、本人とともにその家族にとっても不幸な疾患です。たとえば、ごく最近のニュースでも認知症患者が列車にはねられる鉄道事故の報道がありました。2012年度までの8年間で149件あり、事故後、鉄道会社がダイヤの乱れなどで生じた損害を遺族に賠償請求していたことも判明しています。当事者に責任能力がないとみられる事故で、どう安全対策を図り、誰が損害について負担すべきか、超高齢社会に新たな課題が浮上しています。このような背景からこの疾患に対する有効な治療法や予防法の開発が緊急課題となっています。

　現在、アルツハイマー型認知症発症メカニズムに関しては、脳のアミロイドβタンパク（Aβ）を主成分とするアミロイド斑（老人斑）の蓄積によるアミロイド仮説が最も多くの研究

者によって支持されています。(コラム4-1参照) この老人斑は40歳前後から脳に少しずつ蓄積し、加齢とともに蓄積量は増加していき、80歳以上の高齢者の70%以上に老人斑は認められるようになります。最近、この老人斑で評価できるアルツハイマー病モデルマウスが開発され、そのモデル動物による研究が行われています。その結果、カロリー制限、運動、そして、幾つかの栄養素の摂取による疾患の改善がみられています。

まずは、カロリー制限です。Patelらによる報告(Neurobiology of Aging,2005) があります。4ヶ月齢のアルツハイマー病モデルマウスを6週間、通常食の40%カロリーを制限して飼育したところ、モデルマウス脳皮質における老人斑面積は3分の1に減少していました。一方で、カロリー制限とは反対に通常食に対するカロリー比110%の高脂肪食を与えたところ老人斑は2倍に増加していることが判明しています。

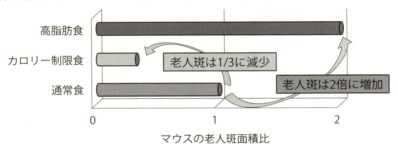

図4-1 アルツハイマー病モデルマウスにカロリー制限食と高脂肪食を与えた際の老人斑面積の変化(文献より引用改変)

次に、運動です。Adlardらによる報告 (J. Neurosci., 2005) があります。ランニングホイールを摂り付けたケージでアルツハイマー病モデルマウスを5ヶ月間飼育したところ、大脳皮質の老人斑は52%減少していたことが判明しています。

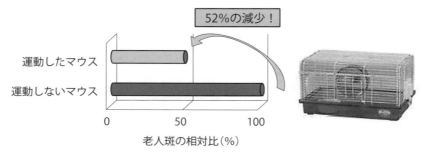

図4-2 アルツハイマー病モデルマウスの運動による
老人斑の減少(文献より引用改変)

そして、特に紹介したいのが栄養素摂取による老人斑の減少効果です。魚油やクリルオイルに含まれるn3-PUFAのDHAの効果については、既に詳しく説明していますので、ここでは、もう一つ注目されているクルクミンの効果について紹介します。Yangらによる報告（J. Neurosci., 2005）によると、17ヶ月齢のアルツハイマー病モデルマウスにクルクミン500ppmを混ぜた餌を与え5ヶ月間飼育したところ、22ヶ月齢時のマウスの老人斑面積は17ヶ月齢時のマウスの老人斑面積に比べ、何と30%も減少していました。

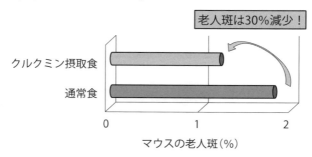

図4-3 アルツハイマー病モデルマウスにクルクミンを含有する餌を
与えて飼育した際の老人斑面積の減少(文献より引用改変)

この他、米糠から抽出されるフェルラ酸、ワインに含まれるレスベラトロール、アントシアニン、カテキン、そして、トコ

トリエノールなど幾つかの抗酸化物質にも老人斑減少効果が確認されたとの報告があります。

【コラム4-1】
アミロイド仮説とは……

　神経細胞でアミロイド前駆体タンパク質（APP）からセレクターゼ（切断酵素）によってアミロイドβ（Aβ）が作られる。長い年月を経て、Aβは凝集し、老人斑となる。老人斑の神経毒性によって神経細胞は神経伝達機能に障害を生じ、やがて死滅していく。そして、アルツハイマー病が発生する。

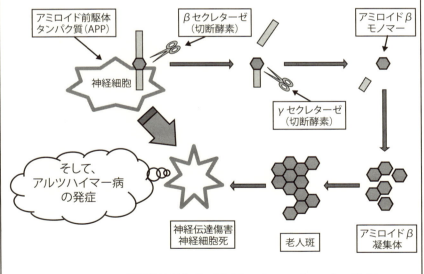

図4-4　アミロイド仮説（老人斑の形成とアルツハイマー病の発症）

第5章
脳血管性認知症予防とその栄養素

　前章では『脳の病』であるアルツハイマー型認知症と、その予防法に焦点をあてましたので、ここでは、まず、もう一つの認知症発症の原因、『血管の病』である脳血管性認知症に関する知見を紹介します。そして、その脳血管認知症の原因である動脈硬化を改善する為に最も有効な栄養素の一つとして、δトコトリエノール（δT3）が注目されていること、さらには、そのδT3は、自律神経を正常化できる栄養素として、高齢者よりも若者に多い脳・心の病であるうつ病や統合失調症（コラム5-2参照）の改善に有効であることも示しておきます。尚、この本作成の最終目的は脳機能改善のための最も有望な栄養素としてn3-PUFAを含有するリン脂質（例えば、クリルオイル）とδT3が挙げられること、そして、それらを組み合わせと更なる有効性があることを知ってもらうところにあります。

　脳血管性認知症は認知症患者の約4分の1を占めています。この疾患には、脳に動脈硬化病変がある場合が多いため、動脈硬化や脳卒中の予防が重要となってきます。脳卒中発作によって障害を受けると領域に応じて、たとえば、記憶を失い、失語や失行など、さまざまな認知機能に障害をもたらすことになります。

　動脈硬化は年齢とともに徐々に進行していきますが、過度な

ストレスがかかると動脈硬化速度はさらに増すことが分かっています。そのメカニズムは以下のように考えられています。まず、ストレスによって血中コレステロール量が増えます。体に貯蔵されているコレステロールが、ストレス消去目的のエネルギー源として血中に放出されるためです。血中に動員された過剰なコレステロールは消費されず、そのまま、血中に残り、活性酸素に攻撃を受けて酸化され、動脈壁に溜まることになるのです。さらに、動脈壁は活性酸素による損傷でもろくなり、その損傷部分に血小板が凝集すると動脈は硬くなり、その内径は小さくなっていきます。その結果、脳や心臓の血管は硬化するのです。

　ビタミンEの成分には、トコフェロール4種とトコトリエノール4種の8種類ありますが、その中でも最も抗酸化力の高いδ型のトコトリエノール（δT3）がスーパービタミンEとして動脈硬化の危険因子をすべて抑える方向に働きます。具体的には、コレステロールの酸化や動脈壁の障害を防御し、過度の血小板凝集を抑え、加えて、血中コレステロール濃度上昇を抑える作用があります。これらの血小板凝集抑制作用やコレステロール低減作用はトコフェロールにはみられない、トコトリエノール特有の作用であり、さらに、そのトコトリエノール4種の中でも、δT3にその効果が最も高いことが知られているのです。さらに興味深いことに、コレステロール低減作用に関しては、悪玉のLDLコレステロールのみを選択的に減少させます。一方で、その悪玉コレステロール排除に働く善玉のHDLコレステロールに対してはδT3による影響（低減作用）はみられません。

以上、『血管の病』である脳血管性認知症の予防・改善には
δT3が有効であることを解説しました。

　次に、アルツハイマー（AH）病と同様に『脳の病』であり、
AH病についで2番目に有病率の高い神経変性疾患であるパーキ
ンソン病（PD）に対してもδT3の有効性が示された鳥取大グ
ループによる研究報告があります。この研究では、PDモデル
マウス（MTPTという物質でPDを誘発したマウス）を用いてδ
T3の細胞内シグナル伝達を介した神経細胞保護作用（コラム
5-3参照）を検討しています。その検討結果、高い抗酸化能を
有するトコトリエノールの中でも、δT3がPD関連症状（コラ
ム5-1参照）を最も有意に軽減することが明らかとなりました。
δT3が有効な理由は、PD発症の原因の一部に酸化ストレスが
影響しているので、δT3の強い抗酸化作用が有効に働くため
と考えられます。

　さらには、高齢者の認知症のみならず、若者の病気である
うつ病や統合失調症（コラム5-2参照）などの神経変性疾患に
対しても、上述のδT3の神経細胞保護作用が有効であること
が示されています。また、δT3のみならず、パーキンソン病、
うつ病、統合失調症の予防や改善に共通して有効な栄養素があ
ります。それは、抗酸化物質として神経細胞を保護するととも
に、ミトコンドリア内にてATP産生に働き細胞を活性化する栄
養素、コエンザイムQ10とR-αリポ酸です。

　以上、脳機能障害に対する予防と治療に有効な食事と栄養素
について表にまとめましたのでご参照ください。

表5-1　脳機能障害に対する予防と治療に有効な食事と栄養素について

病名	主原因	予防・治療に有効な 食事と栄養素
アルツハイマー型 認知症	アミロイドβ 老人斑の蓄積	n3-PUFA、δT3、野菜、果物、ワイン、 ザクロ（何れもポリフェノール類）、 クルクミン、R-αリポ酸、CoQ10等
パーキンソン病	酸化ストレス ドーパミンの減少	δT3、CoQ10、グルタチオン、 R-αリポ酸、アスタキサンチン
自律神経障害 （うつ病、総合失調症）	酸化ストレス	δT3、CoQ10、ビタミンC、R-αリポ酸、 プロアントシアニジン、L-カルニチン
脳血管性認知症	動脈硬化	n3-PUFA、δT3、ホウレン草、レバー （ビタミン類、特に葉酸、B6、B12） ケルセチン、CoQ10、R-αリポ酸

　尚、n3-PUFAを摂取しやすいリン脂質で存在するクリルオイルの酸化を防ぎ、自らも脳機能障害に対する予防・治癒効果を持っているδT3を併用した高齢者でも食べやすいスティックゼリーが開発されています。是非お試しください。

【コラム5-1】
パーキンソン病（PD）関連症状とは

　振戦・筋固縮・動作緩慢・姿勢反射障害などを特徴とし、その症状は通常、上肢（手あるいは腕）または下肢の軽度な震え（振戦）から始まり、徐々に進行する。最終的に、振戦は身体の他の部位に広がり、姿勢の維持や歩行などの基本的な運動が困難となる。こうしたパーキンソン病症状はドーパミンを供給するドーパミン神経が細胞死を起こして減少することによるドーパミン欠乏が主要な原因となっていると考えられている。

【コラム5-2】 統合失調症とは

　100人に1人の割合で罹り、身近で若い人が発症しやすい、そして、誰もが発症する可能性のある病気である。発症する人の80%は、15歳から30歳の間に発症すると言われている。脳は神経のネットワークによって活動しているが、見たり聞いたりした情報を処理する、考える、感情を湧き起こす、といったさまざまな活動を、酸化ストレスなどが原因で、うまくまとめることができなくなっている状態、つまり「統合」が「失調」している状態を統合失調症という。

【コラム5-3】 δT3の神経細胞保護作用とは

　脳はその活動度合とは無関係に酸素消費が継続的に高いため、酸化的損傷を受けやすい状況下にある。さらに、脳は他の臓器に比べ脂質含有量が高いため抗酸化物質の欠乏している環境下にもある。そこで、そもそも、ビタミンE欠乏は脳・神経学的機能障害の一因となっている。最近の研究でδT3が脳内の脂質過酸化を抑制し神経細胞を保護する作用にたいして有効であることが判明している。その理由としては、①δT3の親油性不飽和側鎖を持っている為にδT3は脳や肝臓の脂肪層組織へスムーズに浸透できること、②脱メチル体のδT3は他のT3よりも分子が小さく細胞膜を移動しやすく、n3多価不飽和脂肪酸（n3-PUFA）を豊富に含む脳組織において脂質ラジカルに近づきやすいこと、③δT3はビタミンEの中で最も高い抗酸化能を持っていること、が挙げられる。

第6章
R-αリポ酸

　αリポ酸の天然型であるR-αリポ酸の脳機能改善に関する学術論文が2報ありますので、ここに紹介します。現在、市販されているαリポ酸は殆どの場合、天然型のR体と非天然型のS体が50％ずつの混合物のラセミ体が使用されています。しかし、実際にはR体のみが活性物質でS体が半分混合されることで効果が半減するだけでなく、安全性にも問題のあることが指摘されています。

　何れも2013年に発表されたもので、その一つは『血管の病』である脳血管性認知症に対するR-αリポ酸の効果であり、もう一つは『脳の病』であるアルツハイマー型認知症に対するR-αリポ酸の効果です。尚、『血管の病』と『脳の病』の違いについては第1章をご参照ください。

　その一つ目の論文は、『血管の病』に対するR-αリポ酸の効果を検討した学術論文です。イタリアのTomassoniらのグループの報告です。International Journal of Molecular Scienceに2013年2月に発表されています。この検討は、WKYラット（Wistar Kyoto Rat）（20週齢）をコントロールの健常ラットとして用い、SHRラット（Spontaneously Hypertensive Rat）（20週齢）を高血圧自然発症（脳血管障害モデル）ラットとして用い、飼育期間30日毎日、それぞれのタイプのαリポ酸を腹腔内注射して行なわれています。結果はTBARS、免疫組織化学、画像

解析によって評価しています。

　まず、過酸化脂質の評価のためTBARS（コラム6-1を参照してください。）を測定しました。

　R-αリポ酸投与によってのみ、脳血管障害を持つSHRラットの酸化ストレスが有意に軽減されることが判明しました。その一方で、S体やラセミ体では有意な効果はまったくみられませんでした。

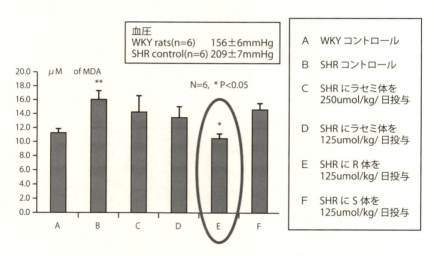

図6-1　R-αリポ酸投与による酸化ストレスの低減効果（TBARS）

　次に、グリア細胞線維酸性タンパク質（GFAP, glial fibrillary acidic protein）による評価です。

　脳は神経細胞に加え、グリア細胞や血管内皮細胞などによって構成されていますが、脳虚血や頭部外傷などの疾患時には、アストロサイト（星状膠細胞）やミクログリアといったグリア

細胞が著しく活性化することが知られています。脳の損傷、認知症、プリオン病、多発性硬化症などの神経疾患があるとアストロサイト内にGFAPの発現が増加することが知られています。よって、前頭灰白質や海馬CA1などのGFAPサイズを調べれば、どの程度、脳が損傷しているかがわかることになります。図6-2に示しますように、GFAPサイズの評価結果、R体のαリポ酸を投与したSHRラットの脳のGFAPサイズは有意に減少していました。その一方で、R体と同量のS体やラセミ体の場合、GFAPサイズは拡大しており、非天然型の物質であるがゆえの脳疾患を悪化させる危険性が示唆されました。

	前頭　灰白質	海馬　CAI
WKY コントロール	100.2 ± 1.6	126.3 ± 6.9
SHR コントロール	129.1 ± 5.1 †	172.3 ± 9.5 †
αリポ酸ラセミ体を SHR に 250umol/kg/ 日投与	132.4 ± 5.2	153.8 ± 15.9 ‡
αリポ酸ラセミ体を SHR に 125umol/kg/ 日投与	141.6 ± 11.6	210.1 ± 13.4
αリポ酸 R 体を SHR に 125umol/kg/ 日投与	118.9 ± 9.3 ‡	130.2 ± 5.9 ‡
αリポ酸 S 体を SHR に 125umol/kg/ 日投与	134.1 ± 8.1	178.6 ± 12.1

図 6-2　R-αリポ酸投与による GFAP サイズの減少

　図6-3と図6-4もご参考にしてください。この結果は、R体は認知症の改善に働き、ラセミ体やS体は認知症の悪化につながることを意味しています。

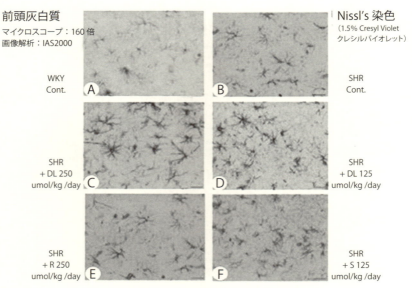

図 6-3　GFAP サイズ　前頭灰白質

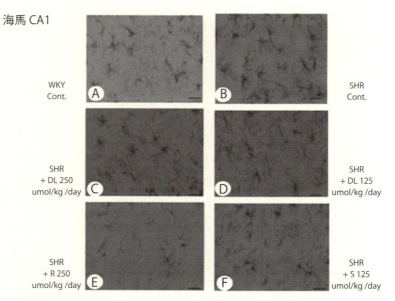

図 6-4　GFAP サイズ　CA1 subfielf

二つ目の論文は、『脳の病』に対するR-αリポ酸の効果を検討した学術論文です。こちらは米国の南カリフォルニア大学のSanchetiらのグループの報告です。PLOS ONEに2013年7月に発表されています。この研究は、カリフォルニア大学のLaFerlaらによって開発されたアルツハイマー病（AD）モデルマウス（3xTg-AD mice）を用いて検討されています。このマウスは約4か月齢から神経細胞内のアミロイドβが蓄積し、記憶力低下が生じてきます。

　尚、こちらの研究はR体のαリポ酸の効果のみを実証しており、ラセミ体やS体投与との比較はされておりませんので、結果のみを示させていただきます。

　ADモデルマウスに対して、0.23％のR-αリポ酸ナトリウム塩水溶液を飲ませた試験群と水のみを飲ませたコントロール群（どちらもに4週間、自由摂取）とによる比較が行われています。その結果、①R-αリポ酸は、ADによる脳内へのグルコース取り込み能低下を改善しました。②R-αリポ酸は、脳細胞のPI3K／Akt経路を活性化し、GLUT3及びGLUT4の膜移行を促し、GSK3βを不活性化しました。このGSK3βの不活性化は、Aβ蓄積が引き起こす神経毒性が抑制されていることを示唆しています。③R-αリポ酸は、ADによって低下したニューロンのシナプス応答を改善しました。

　これら二つの報告例から、R-αリポ酸はアルツハイマー型認知症と脳血管性認知症の両者に対して効果が期待できると考えられます。

【コラム6-1】
TBARS検査とは

　過酸化脂質反応の最終産物を定量化することで生体内の脂質の過酸化の度合いが評価できる。その最も一般的に利用されている検査がTBARS検査（チオバルビツール酸反応性物質検査）である。生体内における過酸化脂質の発生と消去に関する検討において過酸化脂質測定法として汎用されている。

第7章
L-カルニチン

　L-カルニチンには、学習によって知識を高めなければならない年代の学習能力を向上させる作用とともに加齢による記憶障害を改善する作用を持っていることがマウスの実験によって実証されています。

　まず、一つ目の研究報告です。学習能力向上に関しては、脳の働きとL-カルニチンの関係を研究する東京都脳神経研究所が行った実験があります。L-カルニチンを与えたマウスと与えないマウスの迷路実験を行い、L-カルニチンを与えたマウスの学習能力が高まったという結果が出ています。

この研究結果をサポートする報告として、山梨大学Yasuiらのグループによるさらに興味深い論文が2002年に出ていますので、その内容を紹介します。どうもL-カルニチンは学習能力の向上だけではなく老齢マウスの学習障害と記憶・認知傷害の双方を改善するようです。

　ここで、アセチルL-カルニチン（ALC）と脳に関して触れておきます。L-カルニチンは、体の中でALCに変化します。このALCは脳に多く含まれており、脳内ALCが不足すると脳細胞は壊れやすくなるのです。人間の脳細胞は生まれてから日々、減っていく一方で、1日に何万という細胞が壊れています。ALC

が不足するとこの脳細胞が壊れるスピードが速まり、認知症になりやすくなるわけです。L-カルニチンを摂取すれば、ALCが体内で合成され、認知症の予防になります。特に、50歳を超えた人は1日に100mgは摂るべきであろうといわれています。

　この実験は、ALCを長期投与による脳の脂質ヒドロペルオキシド量と老化促進モデルマウス（以下、SAMP8）の記憶障害に対する効果を検討したものです。

　3週齢のマウスに対して、4ヶ月間に渡って、週に3回、腹腔内に食塩水かALCを投与しています。コントロール群として食塩水を投与した4ヶ月齢のSAMP8には学習障害・記憶障害が観られましたが、ALCを投与したマウスにおいては顕著な改善が観られました。また、脳内の脂質過酸化物量においてもコントロール群と比較して顕著な低下が確認されています。これらの結果はALCがSAMP8の脳組織にみられる脂質過酸化物の上昇を阻害することで細胞障害を改善し認知能力を高めていることが示唆されました。

　学習・記憶障害に関するALCの効果の検討は受動的回避行動テストによって行われました。（受動的回避行動テストに関してはコラムをご参照ください。）Acquisition trialとは、最初に明るい部屋にマウスを放ち、そのマウスが暗い部屋に移ることを確認するものです。移動に要した時間を測定します。移動したらすぐにドアを閉め、電気ショックを与えます。次にRetention trialです。Retention trialとは電気ショックを経験させた後、如何に移動せず明るい部屋にいるかを検討するもので

す。Acquisition trialから24時間後、Retention trialとして、マウスを再び明るい部屋に放ち、その場にいる時間を測定しています。もし、マウスが180秒間移動しなければ、最高スコアとして180秒としています。

図7-1は、長期に渡ってALCをSAMP8マウスに投与した際の記憶障害の改善効果を検討したものです。100mg/kgと400mgのALCを投与したマウスは明らかにRetention trialの移動に要する時間はAcquisition trialの移動に要する時間に比べて、有意に長くなっており（P＜0.01）、さらに、400mgのALCを投与したマウスは、食塩水を与えたグループのRetention trialの移動に要する時間と比べても有意に長くなっていました。（P＜0.01）

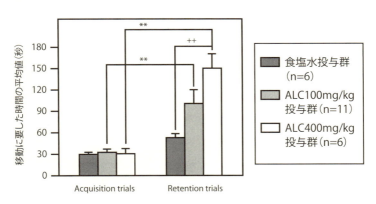

図 7-1　ALC を SAMP8 マウスに投与した際の記憶障害の改善効果
(**P<0.01, ++P<0.01)

次に、図7-2はSAMP8の脳組織の過酸化脂質レベルに対するALCの長期投与による変化を検討した結果です。ALCの長期投与によって脂質ヒドロペルオキシド量も食塩水投与群に比べて

有意に低下することが明らかとなっています。(P＜0.01)

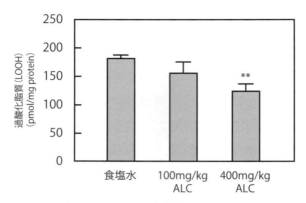

図7-2　ALCをSAMP8マウスに投与した際の過酸化脂質低減効果
　　　　(**P<0.01 vs. 食塩水投与グループ)

　以上のように、脳で酸化ストレスによって発生する脂質過酸化物は脳細胞を崩壊させるのですが、L-カルニチンはその脳内の脂質過酸化物の量を低減し、学習障害、記憶障害を改善させることが明らかとなっています。

【コラム7-1】
受動的回避行動テスト

明暗箱の床に電気ショックがかかるワイヤーグリッドを設置した装置を用いる。明箱に入れられたマウスは、暗い環境を好むためやがて暗箱に進入する。完全に身体が進入した後にマウスが嫌悪する程度の電気ショックをかけるとマウスはあわてて明箱に戻る。そこで飼育ケージに戻す。翌日、電気ショック機能をオフにした同じ装置の明箱に前日と同様にマウスを入れる。ここで、マウスが本来好むはずの暗箱に侵入しなければ、そのアクションをおこさないことで電気ショックを回避したことになる（受動的回避行動とよばれる）。初日の暗箱に入るまでの時間と二日目の時間を比較することで、回避学習能力を検討することができる。

第8章
CoQ10

　脳機能改善に有効な栄養素として、これまでにDHAやEPAなどのn3-PUFAが、リン酸と結合したリン脂質を含有するクリルオイル、クルクミン、δトコトリエノール、R-αリポ酸、L-カルニチンを紹介してきました。これらの栄養素とともに脳機能改善のためには忘れてならない重要な栄養素があります。コエンザイムQ10（CoQ10）です。CoQ10は、アミロイドβが関与するアルツハイマー病にも神経変性疾患のパーキンソン病にもその予防効果が最近の研究から知られています。

　まずは、アルツハイマー病の予防効果に関する報告です。2011年にアルツハイマー病研究の専門学術誌に米国のグループの研究が報告されています。（Dumontら、J. Alzheimers Dis. 2011; 27(1): 211-223）

　アルツハイマー病の発症機序については、現在のところ、アミロイド仮説が最も有力ですが、そのアミロイド仮説については第4章でご紹介しました。

　神経細胞で、アミロイド前駆体タンパク質（APP）からセレクターゼ（切断酵素）によってアミロイドβ（Aβ）が作られます。長い年月を経て、Aβは蓄積していきます。Aβ蓄積に先立って、酸化ストレスによるミトコンドリア異常が起こってきます。CoQ10は、ミトコンドリアに存在し、ATP産生のため

の補酵素として作用していますが、同時に、抗酸化による活性酸素の消去といった機能性も有しています。そこで、この研究では、アルツハイマー病に対する作用が調べられています。

アルツハイマー病のモデルマウス(Tg19959マウス)にCoQ10を投与したところ、脳内の酸化ストレスマーカー(タンパク質のカルボニル修飾)の抑制作用（**図8-1**）、脳内におけるAβ42（コラム参照）の低減作用が認められました。（**図8-2**）また、アミロイド前駆体タンパク質（APP）の減少も確認されています。つまり、酸化ストレスが減り、Aβの蓄積も減り、アルツハイマー病の予防効果が示されました。

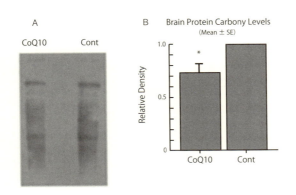

A 6%SDS ホモゲネートのタンパク質カルボニルのウエスタンブロッティング法による酸化ストレスの評価

B 総カルボニル濃度の評価
the mean ± SEM for these ratios.　　*P = 0.0017, twotailed t-test
n = 11pairs were run.

図8-1　アルツハイマー病態モデルマウス(Tg19959マウス)を用いたCoQ10による酸化ストレスマーカー(脳タンパク質カルボニル)の抑制作用

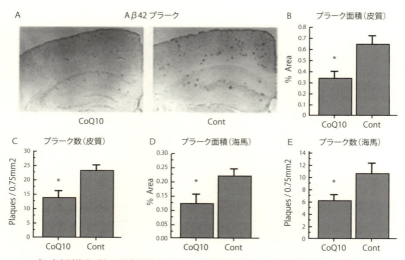

A　免疫組織化学：脳梁膨大後部皮質と海馬における代表的な環状断面
(B-E) プラークによって占められる面積％ (B,D) とプラーク数 (C,E)
大脳皮質 (B,C) 海馬 (D,E)　n＝12 (雄6匹、雌6匹)
*P < 0.05　by two-tailed unpaired t-test

図 8-2　アルツハイマー病態モデルマウス (Tg19959 マウス) を用いた
CoQ10 によるアミロイドβ42 プラークの低減作用

　さらには、CoQ10を投与したマウスを用いたMorris水迷路試験による評価において、認知機能の改善も認められています。この結果からも、CoQ10の抗酸化作用を介したアルツハイマー病の予防効果が示唆されました。

　次の報告は神経科学専門誌に投稿された『パーキンソン病患者のCoQ10欠乏』に関するものです。(Mischleyら、J Neurol Sci. 2012 Jul 15;318(1-2):72-5)

　神経変性疾患であるパーキンソン病の場合もアルツハイマー

病と同様に、活性酸素による酸化ストレス障害の関与が示唆されており、抗酸化物質による疾患予防効果が注目され、抗酸化物質による臨床試験も試みられています。

　研究報告では、22名のパーキンソン病患者群と88名の対照群の2群で2004年から2008年にかけて内在性CoQ10値を他の抗酸化物質（グルタチオン、セレン、ビタミンE、αリポ酸）とともに調べています。

　その解析の結果、**図8-3**に示すようにパーキンソン病患者群では対照群に比べてCoQ10が有意に低値（P=0.003－0.009）であり、CoQ10の欠乏の割合がパーキンソン病患者群で対照群に比べ、有意に高値（P＝0.0012－0.006）であることが判明しました。その一方で、他の抗酸化物質については両群間に有意差は認められませんでした。（P>0.05）

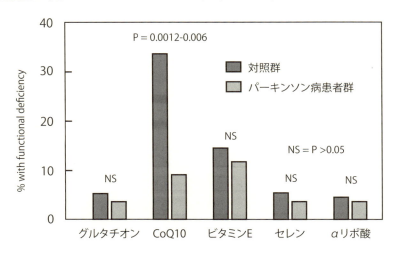

図8-3　パーキンソン病患者における抗酸化物質の欠乏

以上の結果から、パーキンソン病ではCoQ10欠乏が顕著であり、臨床研究においてもCoQ10のパーキンソン病患者への投与による予防改善効果が示されています。

　尚、CoQ10の抗酸化作用を期待する場合には、酸化型CoQ10（ユビキノン）よりも還元型CoQ10（ユビキノール）の方が好ましいと思われます。ただ、還元型CoQ10は空気に触れると簡単に酸化される不安定な物質であり、製剤化に難があります。その問題を解決したのが酸化型CoQ10のγオリゴ糖包接体とビタミンCを併用したサプリメントです。このサプリメントは、従来、脂溶性のために生体吸収性の低かったCoQ10の吸収性を飛躍的に高めると同時に、小腸内において還元剤であるビタミンCによって酸化型CoQ10（ユビキノン）から還元型CoQ10（ユビキノール）に効率的に変換されて、生体内に吸収される優れた特徴を有しています。是非お試しください。

【コラム8-1】

アミロイドβ42（Aβ42）とは

　通常多く見られるAβはアミノ酸が40個つながったAβ40。ところが、東大の岩坪教授らは、患者の脳にアミノ酸が42個つながったAβ42が蓄積しているのを発見。Aβ42は脳内で固まりやすく、タウタンパク質の蓄積を促しアルツハイマー病発症に重要な役割を果たしていた。

著者紹介

■寺尾啓二（てらお けいじ）プロフィール
工学博士　専門分野：有機合成化学
　シクロケムグループ（株式会社シクロケム、コサナ、シクロケムバイオ）代表
神戸大学大学院医学研究科客員教授
神戸女子大学健康福祉学部 客員教授
ラジオNIKKEI 健康ネットワーク　パーソナリティ
http://www.radionikkei.jp/kenkounet/
ブログ　まめ知識（健康編　化学編）
http://blog.livedoor.jp/cyclochem02/

1986年、京都大学大学院工学研究科博士課程修了。京都大学工学博士号取得。専門は有機合成化学。ドイツワッカーケミー社ミュンヘン本社、ワッカーケミカルズイーストアジア株式会社勤務を経て、2002年、株式会社シクロケム設立。中央大学講師、東京農工大学客員教授、神戸大学大学院医学研究科 客員教授（現任）、神戸女子大学健康福祉学部 客員教授（現任）、日本シクロデキストリン学会理事、日本シクロデキストリン工業会副会長などを歴任。様々な機能性食品の食品加工研究を行っており、多くの研究機関と共同研究を実施。吸収性や熱などに対する安定性など様々な生理活性物質の問題点をシクロデキストリンによる包接技術で解決している。

著書
『食品開発者のためのシクロデキストリン入門』日本食糧新聞社
『化粧品開発とナノテクノロジー』共著CMC出版
『シクロデキストリンの応用技術』監修・共著CMC出版
『超分子サイエンス　〜基礎から材料への展開〜』共著　株式会社エス・ティー・エヌ
『機能性食品・サプリメント開発のための化学知識』日本食糧新聞社
ほか多数

既刊一覧

環状オリゴ糖シリーズ1
スーパー難消化性デキストリン "αオリゴ糖"
著者：寺尾啓二・古根隆広　　定価本体400円

環状オリゴ糖シリーズ2
αオリゴパウダー入門
著者：寺尾啓二　　　　　　定価本体400円

環状オリゴ糖シリーズ3
マヌカαオリゴパウダーのちから
マヌカハニーと環状オリゴ糖との出会いで進化した健康機能性
著者：寺尾啓二　　　　　　定価本体400円

健康・化学まめ知識シリーズ1
ヒトケミカルでケイジング（健康的なエイジング）
〜老いないカラダを作る〜
著者：寺尾啓二　　　　　　定価本体400円

健康・化学まめ知識シリーズ2
スキンケアのための科学
著者：寺尾啓二　　　　　　定価本体500円

健康・化学まめ知識シリーズ3
筋肉増強による基礎代謝の改善
著者：寺尾啓二　　　　　　定価本体400円

健康・化学まめ知識シリーズ4
脳機能改善のための栄養素について
著者：寺尾啓二　　　　　　定価本体400円